关节好
幸福活到老

主　编
王坤正

副主编
（按姓氏拼音排序）
胡懿郃　黄　伟　严世贵　张先龙

编　委
（按姓氏拼音排序）
白希壮　曹永平　陈继营　李慧武
吕松岑　钱齐荣　田　华　许　鹏
　　　　杨　佩　郑秋坚

上海科学普及出版社

主　编

王坤正　教　　授　西安交通大学第二附属医院骨外科

副主编

胡懿郃　教　　授　中南大学湘雅医院骨科
黄　伟　教　　授　重庆医科大学附属第一医院关节外科中心
严世贵　教　　授　浙江大学医学院附属第二医院骨科
张先龙　教　　授　上海交通大学附属第六人民医院骨科－关节外科

编　委

白希壮　教　　授　辽宁省人民医院骨科
曹永平　教　　授　北京大学第一医院骨科
陈继营　教　　授　中国人民解放军总医院（301医院）骨科
李慧武　主任医师　上海交通大学医学院附属第九人民医院骨科
吕松岑　教　　授　哈尔滨医科大学附属第二医院关节疾病微创外科
钱齐荣　教　　授　上海长征医院骨科
田　华　主任医师　北京大学第三医院骨关节外科
许　鹏　教　　授　西安市红会医院关节病医院
杨　佩　副教授　西安交通大学第二附属医院骨外科
郑秋坚　教　　授　广东省人民医院骨科中心－关节骨病及创伤科

目 录

一、什么是骨关节炎 　　　　　　　　　　1

二、有关节，就有关节炎 　　　　　　　　6

三、骨关节炎，早治疗是关键 　　　　　　10

四、轻中度关节炎的首选：基础治疗 　　　14

1. 健康教育 　　　　　　　　　　　　14

2. 运动治疗 　　　　　　　　　　　　16

3. 物理治疗 　　　　　　　　　　　　20

4. 行动辅助 　　　　　　　　　　　　21

五、"吃药打针"，骨关节炎的保守治疗 　 22

1. 消炎镇痛药 　　　　　　　　　　　22

2. 直抵患处的用药：关节腔内注射 　　25

3. 其他治疗药物 　　　　　　　　　　28

六、重度关节炎的最后阵线：手术治疗 　　31

七、关节置换术后康复操 　　　　　　　　34

序　言

近年来，随着人口的老龄化以及肥胖人群比例的上升，骨关节疾病的患病率逐渐提高。其中，以中老年患者多见，好发于负重大、活动多的关节，如膝关节。中华医学会骨科学分会《骨关节炎诊疗指南（2018年版）》中指出，我国症状性膝骨关节炎患病率达8.1%，其中60岁以上老年人中，患病率达50%，75岁以上，患病率达80%，严重的骨关节炎会造成患者关节疼痛、肿胀，继而造成关节变形、行动不便，甚至不得已与轮椅为伴，致残率高达53%。

随着医疗科技的发展，现今对于骨关节炎有了越来越多的治疗办法可选择，新的药物和治疗技术不断出现，临床医生也正致力于掌握更多先进的诊疗技术为患者提供服务。同时，大众的健康意识也不断提高，越来越多的患者开始了解和熟悉这种慢性病，医患携手，控制骨关节炎将越来越有效。

中华医学会骨科学分会关节外科学组为了让更多的人了解这一疾病，提高认识和重视程度，及早就诊，及早治疗，出版本书，旨在让人们远离疾病困扰，减轻患者和整个社会的负担，让老年人颐养天年。

一、什么是骨关节炎

关节是人体的轴承,当关节发炎了,就像轴承生锈了,人体这部"机器"的运行难免滞涩。我们经常听到身边一些老年人抱怨膝关节酸痛、不能走远路、上下楼困难、步履艰难、容易跌倒,甚至不能自主行走;有的人抱怨胳膊疼得抬不起来;有的人手一碰冷水就肿痛;还有的人走路要三步一停五步一歇,否则就无法继续……这些情况,往往预示着您可能患了骨关节炎。

专业人士的说法,骨关节炎指由多种因素引起关节软骨纤维化、皲裂、溃疡、脱失而导致的以关节疼痛为主要症状的退行性疾病。其临床表现主要有关节的疼痛与压痛、活动受限、关节畸形、骨摩擦音(感)、肌肉萎缩。事实上就是关节面不平整了,活动起来会疼痛,影响活动了。了解疾病的早期表现,引起重视并积极采取措施,可有效防止患者进入疾病晚期阶段,避免其出现活动不便和可能导致的残疾。

哪些人更容易得骨关节炎

2018年发布的《骨关节炎诊疗指南(2018年版)》中,增加了骨关节炎流行病学情况。简单归纳就是,我国膝关

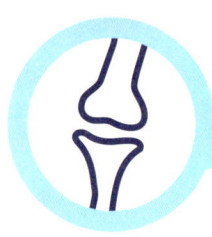

关节好 幸福活到老

节症状性骨关节炎的患病率为8.1%;女性患病率高于男性;呈现明显的地域差异,即农村高于城市。

在65岁以上人群中,各类骨关节炎疾病的患病率高达50%以上。随着我国人口老龄化的进展,骨关节炎的发病率还有逐渐上升的趋势。

总体来说,易患骨关节炎的人群有:

(1)老年人,尤其是65岁以上者。

(2)超重者,尤其是肥胖者,其膝骨关节炎的发病率明显高于体重正常者。

(3)女性,尤其是绝经后妇女。

(4)关节有旧伤者。

(5)过度运动者。

为什么会发生骨关节炎呢?
这要从正常关节的结构和功能说起

关节由关节面、关节软骨、关节囊三部分构成。关节面是构成关节的基本结构。关节软骨光滑,有弹性和韧性,覆盖在关节表面,是相邻两骨之间滑动摩擦的直接接触部

一、什么是骨关节炎

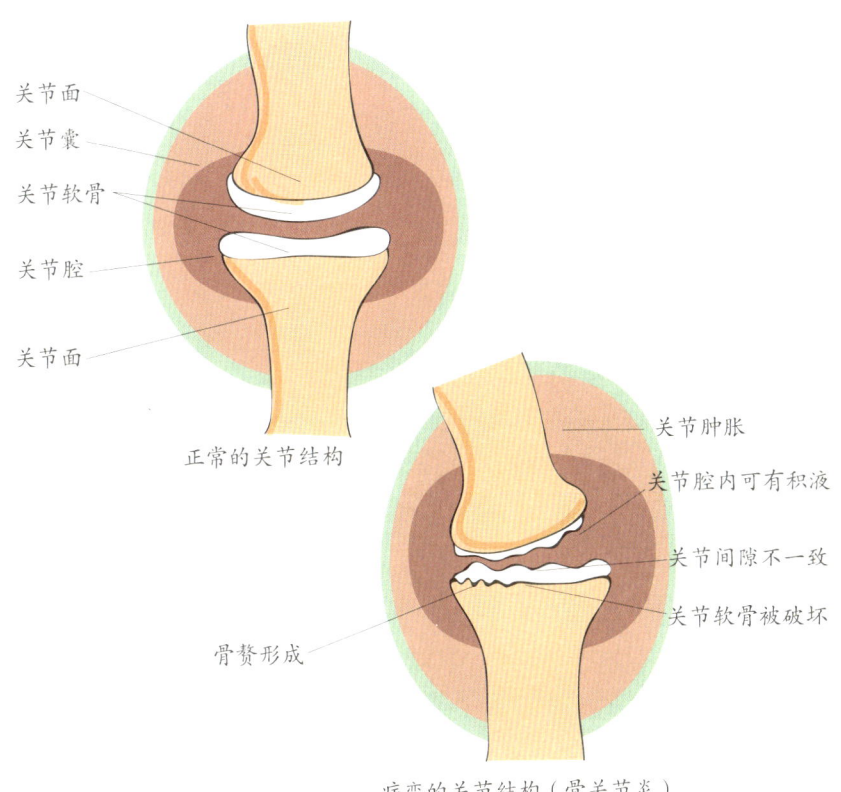

正常的关节结构

病变的关节结构（骨关节炎）

分。关节囊是一种致密纤维组织，起到包裹作用，关节囊形成了一个封闭的关节腔，内面衬有一层关节滑膜。关节滑膜不断地分泌关节滑液，能够营养关节软骨，并起到润滑的作用。关节外面还有韧带和肌肉包裹，起到加强和稳

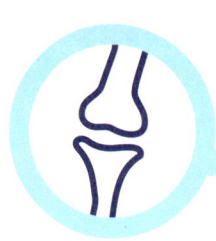

关节好 幸福活到老

定关节的作用。

进行关节活动时,关节需要承受不断的压力,发生滑动摩擦,所以保证关节的正常工作必须要有结实的骨骼作为支撑,光滑平整的软骨作为接触面,正常的关节滑液作为润滑剂。事实上,正常关节软骨间的摩擦系数比冰刀在冰面上滑动的摩擦系数还要小。

关节滑液的重要性

在正常的关节腔里,存在着少量的关节滑液。正常的关节滑液清亮、黏稠、柔滑,有一定弹性,起着润滑关节、缓冲关节的机械压力和摩擦力的作用。

进入老年后,关节滑液的分泌量开始减少,并且变得稀薄,对关节的润滑和营养作用开始减弱。在有些情况下,关节受到长期刺激,滑液的分泌会大量增加,但是成分却发生了改变,炎性成分增加,滑液变得稀薄、浑浊,此时的关节液不但起不到润滑和营养作用,反而会对关节造成伤害,被称为关节积液。

骨关节炎的发生

随着机体的老化、关节的过度使用,其结果是关节面不再结实,发生变形,或者关节软骨发生磨损、破碎,关

一、什么是骨关节炎

节液成分发生变化，不能再起到良好的润滑和营养作用，关节就会产生疼痛、活动障碍、肿胀。

骨关节炎可以有以下两种情况

原发性：多发生于中老年人群，无明确的全身或局部诱因，大多是由于机体老化引起。

继发性：多发生于青壮年人群，可继发于创伤、炎症、关节畸形导致的关节受力不均，或由慢性反复的累积性劳损所引起。

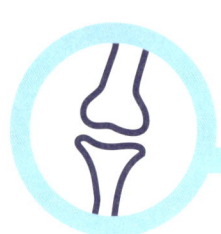 关节好 幸福活到老

二、有关节，就有关节炎

骨关节炎起病隐匿，但它也不是完全悄无声息地发生的。在早期，骨关节会发出种种求救信号。当出现骨关节

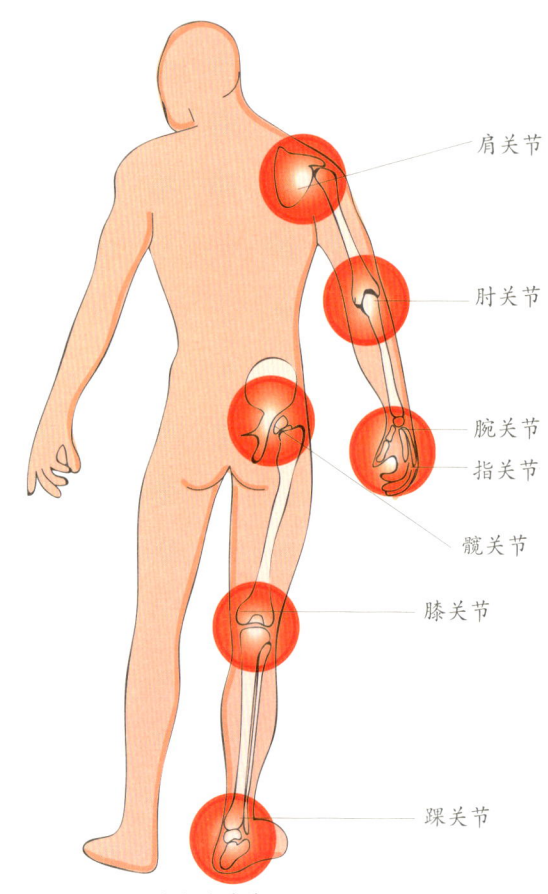

人体主要关节

二、有关节，就有关节炎

炎早期症状时，就应当引起重视，特别是要结合年龄，注意是否有损伤关节的行为并进行控制，及时就医检查，防止疾病进一步恶化。

要注意的是，以往人们往往只关注膝关节骨性关节炎，确实，膝关节是最容易发生骨关节炎的一个部位，但肩关节、髋关节、指间关节等，也都是骨关节炎的好发部位，同样要引起警惕。可以说，只要有关节的地方，都有可能有关节炎。

骨关节炎的常见表现

关节疼痛及压痛：是骨关节炎最常见的临床表现，疼痛在各个关节均可出现，其中以髋、膝、指间关节最为常见。

初期为轻度或中度的间断性隐痛，休息后好转，活动后加重；疼痛常与天气变化有关，寒冷、潮湿环境均可加重疼痛。

关节肿胀：关节周围肿胀，可伴有疼痛。

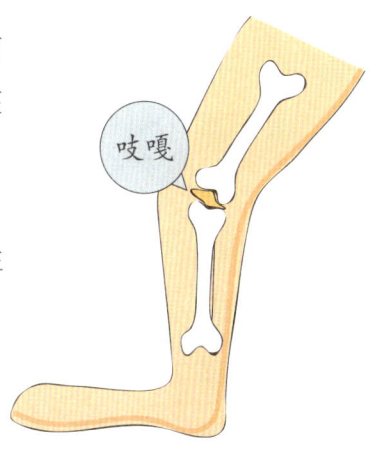

关节活动时发出异响

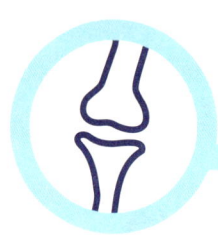
关节好 幸福活到老

晚期可以出现持续性疼痛或夜间痛。

关节活动受限：常见于髋、膝关节。尤其是晨起时关节有僵硬及发紧的感觉，称为晨僵，活动后可缓解。关节僵硬持续的时间一般较短，常为几分钟至十几分钟，很少会超过30分钟。

骨摩擦音（或骨摩擦感）：最常见于膝关节骨性关节炎。这是因为膝关节的关节间软骨被破坏，关节面不平整所致，活动时会出现骨摩擦音或骨摩擦感。

关节畸形：表现为关节肿大，尤以指间关节发生骨关节炎时最为明显。

肌肉萎缩：常见于膝关节骨性关节炎。因为关节疼痛和活动能力下降，患者缺乏运动，导致关节周围的肌肉发生萎缩。

二、有关节，就有关节炎

关节疼痛不要忍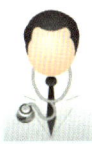

很多人认为，年纪大了，关节不灵活，有时出现疼痛，是衰老的表现，不需要特别注意；还有些老年朋友，则采取忍痛锻炼的方式，希望通过加强关节的锻炼，能够让关节疼痛消失，恢复关节活动功能。殊不知，盲目地忍痛和随意锻炼，有可能加重关节的损伤，使得骨关节炎加剧。

疼痛是正常机体对伤害性刺激的保护性生理反应，关节疼痛，说明关节出了问题。一方面，疼痛持续存在，说明关节囊正在发生炎症反应（是内在的而不是细菌引起的），这时的关节液中，含有很多炎性介质成分，会加重对关节软骨、滑膜的破坏；另一方面，由于持续疼痛，很多正常的关节活动受到限制，使得其周围的肌肉、韧带功能减退、强度下降，失去对关节的有效支撑和包裹，关节软骨承受的压力更大，这也会使得骨关节炎加剧。疼痛会对日常生活、情绪、睡眠等产生严重的不良影响，使得生活质量下降，生活缺少乐趣。因此，有痛千万不能忍！

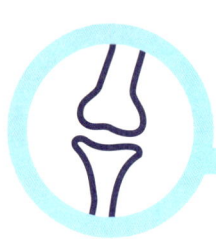

关节好 幸福活到老

三、骨关节炎,早治疗是关键

骨关节炎是随着机体衰老逐步出现的退行性疾病,很多老年人,或轻或重都可能有部分不典型的症状出现,但如果及早发现,及早采取措施,延缓其进展,不使骨关节炎继续发展,并且将其对正常生活的影响降低到最小程度,不少患者甚至能像正常人一样,生活不受影响。

相反,如果任由骨关节炎发展至晚期,会造成患者关节疼痛的反复、加重,通过药物控制疼痛越来越困难。关节的持续损伤、肿胀、变形,会造成关节结构的完全破坏,对日常生活中的行走、上下楼和其他动作造成严重影响,直至完全丧失行走能力而致残。

随着医疗技术的发展,对于不同时期的骨关节炎,目前都有相应的治疗手段,越早采取治疗措施,方法越是简单,患者恢复的可能性也越大,经济方面的负担也越小,治疗带来的创伤也越小。所以治疗一定要趁早,千万别等到严重疼痛、关节变形、行动困难时再去就医。

一旦感觉关节疼痛,或是怀疑自己得了骨关节炎,通常可以就诊的科室有骨科、关节外科等。骨关节炎并不属于疑难杂症,但诊治需要一定的时间,患者需要向医生详细地陈述自己的情况,同时医生也要有足够的时间对患者

三、骨关节炎，早治疗是关键

进行详细的询问、检查和给出建议。一个有耐心的医生比一个"大专家"更重要。

您必须准备好回答医师的 9 个问题：

（1）关节疼痛最早开始的时间、持续到现在的时间有多久？

（2）关节一般什么时候会痛？和活动、休息有什么关系？

（3）除了疼痛，关节还有什么其他的感觉吗？

（4）用手按压关节是否疼痛加重？关节有无肿胀、变形？

（5）现在不容易做哪些日常活动？日常生活受到了什么样的影响？

（6）您的关节是否曾经受到过意外伤害？

（7）您的工作或爱好曾导致过度使用关节吗？

（8）您的家人（父母或兄弟姐妹）有类似的困扰吗？

（9）以前做过什么样的关节检查？结果如何？最好将以往的检查资料带给医生看。

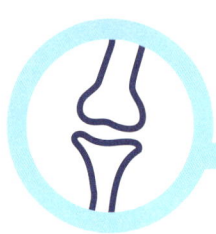

关节好 幸福活到老

骨关节炎如何检查?

骨关节炎的检查并不复杂,通常包括以下几个部分。

(1)对病史的详细询问。

(2)对患病关节的检查。

(3)X线拍片或磁共振(MRI)检查。

(4)必要的化验检查,如血常规、血沉、免疫学检查,用以排除其他疾病。

(5)如果关节有明显积液,还可根据情况,穿刺抽取关节液进行检查。

医生会根据对病史的询问、结合必要的检查措施后判断疾病的情况,确认是否是骨关节炎、病情程度如何、治疗措施,以及对日常生活的建议。

三、骨关节炎，早治疗是关键

您要问医生的 4 个问题：

在完成全部就诊流程后，记得向医生明确以下几个问题：

（1）这仅仅是关节的毛病吗？是不是由于其他疾病引起的？

（2）目前关节损伤的程度如何？将会怎么发展？

（3）治疗的周期是多长？预期的结果怎么样？

（4）日常生活需要注意哪些事项？可以做什么，不可以做什么？

有些"关节炎""腰腿痛"存在类似的症状，如风湿性关节炎、强直性脊柱炎或其他疾病导致的关节疼痛等，由于病因不同，治疗也完全不同，需要进行排除。

根据骨关节炎的不同情况和严重程度，可以采取基础治疗、药物治疗，严重或特殊情况下，可以采取手术治疗。

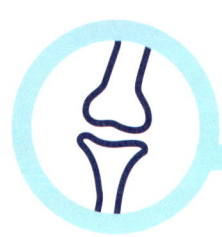

关节好 幸福活到老

四、轻中度关节炎的首选：基础治疗

《骨关节炎诊疗指南（2018年版）》指出，对病变程度不重、症状较轻的骨关节炎患者，首选基础治疗方式。而基础治疗主要包括健康教育、运动治疗、物理治疗和行动辅助。其中，运动治疗尤其重要，患者在医生指导下选择正确的运动方式，是骨关节炎基础治疗的重要手段。运动治疗可以从日常生活中做起，只要有心注意，并长期坚持，可以收到良好的效果。

1. 健康教育

我们要学会科学地使用、保养关节，改变不良的生活及工作习惯；避免长时间跑、跳、蹲，同时减少或避免爬楼、爬山等；此外，减轻体重很重要，减轻体重不但可以改善关节功能，而且可以减轻关节疼痛。另外，我们即使得了骨关节炎也不必紧张，要知道，骨关节炎是可防可控的，得了骨关节炎后，不可道听途说，乱试偏方验方，而应尊重科学，听从医嘱。要相信，规范合理的治疗，是一定能使骨关节炎得到控制或缓解的。

下面介绍一些日常生活中应注意的事项。

改变不良的生活及工作习惯：一些不良的走路习惯，如

四、轻中度关节炎的首选：基础治疗

经常穿着不合脚的鞋或穿着拖鞋、高跟鞋长时间行走，会使膝关节长期处于非正常的受力状态，造成膝关节损伤。有些人会在年纪很轻的时候就出现骨关节炎，如运动员、搬运工人，都是由于关节的长期超负荷使用而易患上骨关节炎。

避免长时间跑、跳、蹲，减少或避免爬楼、爬山：不适当、不正确的运动，会对膝关节造成损伤。我们来看一组数据：

状态	关节的负重
躺下来的时候	几乎是0
站起来和走路的时候	体重的1～2倍
上下楼或爬山的时候	体重的3～4倍
跑步、打球时	体重的4～6倍
蹲和跪时	体重的7～8倍

长时间的站立、步行、上下楼梯、登山等活动都会过度使用膝关节。例如，在登山运动中，下山时，全身的重量完全压在一侧膝关节上，关节承受的压力是正常站立时的数倍，人们上下楼梯时，也会出现同样的情况，所以这样的活动（如下楼、下山等）必须适度，同时可以借助扶手、手杖、搀扶等方式，减少膝关节的受力。

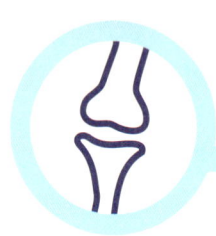

关节好 幸福活到老

控制体重：肥胖和体型粗壮者因体重较重，必然会增加关节负重，所以一定要控制好体重。

身体所有的重量都会落在下肢关节，每减轻1千克重量，对下肢关节来说平均就可减轻2千克的负重。

我们建议，男性体重控制在[身高（厘米）-100]千克左右，女性体重控制在[身高（厘米）-105]千克左右。要知道，减重不仅是为了好看，更是为了关节的健康。

2. 运动治疗

骨关节炎患者参加锻炼值得鼓励。适度、有规律的锻炼不仅可以使关节周围的肌肉更有力，使关节得到更强有力的支持，而且可以使紧张的肌肉放松，缓解由于肌紧张造成的疼痛。锻炼还有益于维持各关节的活动度，避免关节僵硬，失去功能。

运动量适中的有氧运动，可以达到锻炼腿部肌肉、活动关节的目的，且不会加重关节的负担。典型的如游泳等水中运动，由于水的浮力作用，关节承受

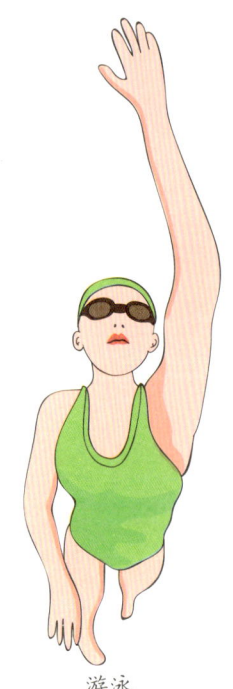

游泳

四、轻中度关节炎的首选：基础治疗

的压力小，水的阻力可以锻炼肌肉的力量、活动关节。骑自行车也能达到相同的效果，不过老年人尤其要注意交通安全。其他运动如平缓地散步、做广播体操等也可以适当尝试，但一定要避免加重关节磨损的动作，如下蹲、马步、跳跃等。

较为推荐的运动有游泳、骑车（可骑固定位置的健身车，防止摔跤导致受伤）、走路、踮脚尖、下肢直腿抬高等。进行这些运动时膝盖损伤小，而且肌肉和体能也能通过锻炼得到提升，加强对关节的控制，减轻关节疼痛，提高行动能力。

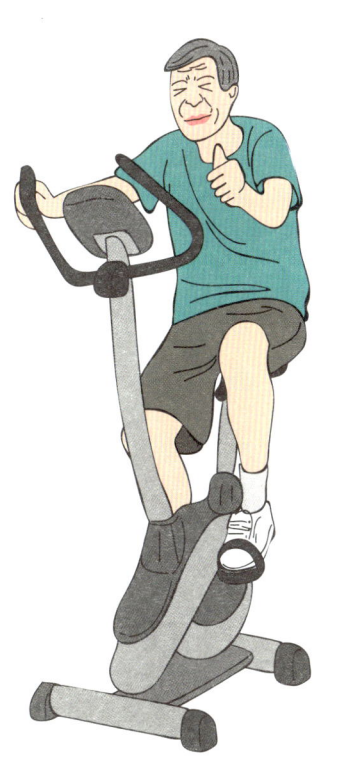

骑健身车

直腿抬高要点：这种活动温和，易被接受。坐姿，膝关节靠近凳子或沙发的边缘，以边缘为支点，膝关节伸直，记录可持续多长时间，争取每次达到半小时。

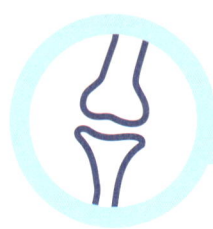

关节好 幸福活到老

应避免错误的运动方式,如爬楼、下蹲、倒走等。

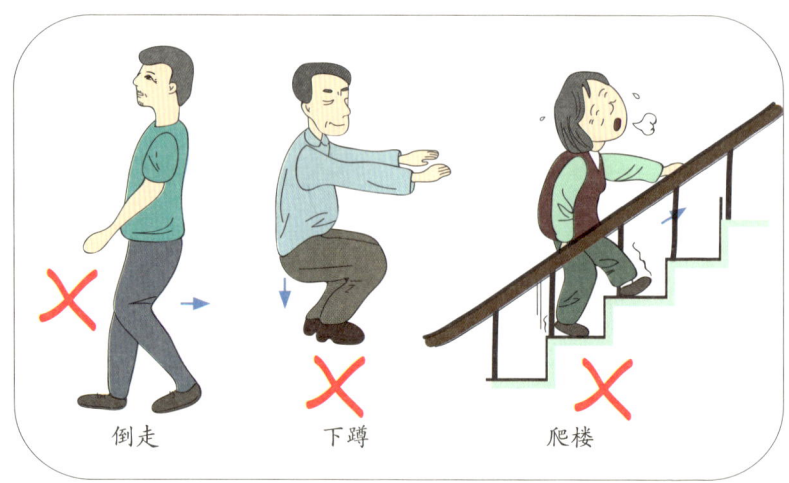

倒走　　　下蹲　　　爬楼

教您一套保健操

踮脚 / 伸直腿 / 太空漫步(坐姿)

端坐在普通高度的椅子上,双手扶稳椅子把手,开始锻炼。

踮脚:轮流或同时绷直脚脖子,踮起脚尖到最大程度。

伸直腿:轮流抬起左腿和右腿,抬起过程中将膝关节伸直,让小腿和大腿成一条直线。

四、轻中度关节炎的首选：基础治疗

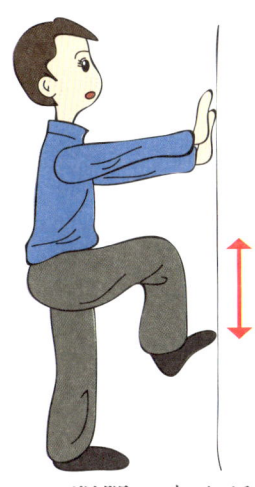

太空漫步：抬起双腿，臀部在椅子上坐稳，双腿悬空，做蹬自行车样运动，活动幅度不宜过大。

踮脚／踢腿／抬腿（站姿）

直立，双手扶稳栏杆或其他固定物，开始锻炼。

踮脚：踮脚时绷直脚脖子，踮起脚尖到最大程度。

踢腿：左右腿轮流伸直，向同侧伸展，另一条腿轻踮脚尖，也可左右腿轮流向后方伸展。

抬腿：左右腿轮流屈膝抬起，可以尽量将膝盖贴近身体。

抬腿／太空漫步／屈膝画圆（卧姿）

平躺在硬床上，双手平放在身体两侧进行。

抬腿：左右腿轮流抬起，抬起过程中可屈、伸膝关节。

太空漫步：臀部和上身在床上躺稳，抬起双腿，在空中做蹬自行车样运动，活动幅度不宜过大。

关节好 幸福活到老

屈膝画圆：抬起一条腿，屈膝，用膝盖在空中画圆圈。

这三种下肢锻炼形式，30～50次为一组，可根据踝、膝、髋关节的活动功能决定动作幅度，根据体力情况逐步增加次数，以不感觉勉强、明显疲劳或疼痛为度，一天可进行多次。

3. 物理治疗

常用的方法包括水疗、冷疗、热疗、按摩等。除此之外，在日常生活中，我们可以做到以下几点。

注意保护患病关节：对患病的关节应妥加保护，防止疾病进一步发展。

关节要注意保暖，睡前可以用热水泡脚，促进腿部的血液循环和肌肉放松。

选择平底、合脚、轻便的鞋子：鞋底应当有一定的厚度和弹性，减少步行时对关节的冲击力，女性患者应避免穿高跟鞋。

避免过度使用关节：日常生活中我们应注意避免关节

四、轻中度关节炎的首选：基础治疗

的过度负荷，不要长时间地站立、行走、上下楼梯，或采取跪位、蹲位。

4. 行动辅助

通过减少关节负重来减轻疼痛，通常用于缓解髋、膝关节的疼痛。具体来说，就是借用各种工具来分摊患者上半身的重量，可减轻下半身关节（如髋、膝关节）承担的重量，以缓解疼痛。比如可以做到以下几点：

去超市或菜场购物时，可用手推车代替手提或背负重物。

从坐姿变换到站姿时（即起立时），可双手扶住支撑物（如椅子把手、桌沿等），若周围没有可借以支撑的事物，也可以撑住自己的膝盖帮助起立。

上下楼梯时需借助扶手分摊重力。

日常行走时可借助手杖、助步器等辅助工具。

这些器材可以提升患者在日常生活中的独立性，使患者不至于因关节疼痛而活动受限。

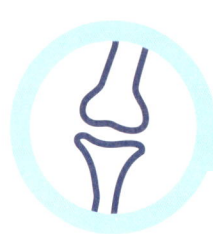

关节好 幸福活到老

五、"吃药打针",骨关节炎的保守治疗

推荐的骨关节炎药物治疗包括消炎镇痛药物、关节腔注射药物,以及慢作用药物等。

有些人对于药物治疗有抵触情绪,认为药物都有副作用。这里要强调的是,药物治疗在延缓骨关节炎疾病进展方面有明显的作用,是骨关节炎常规治疗中不可或缺的一环。

1. 消炎镇痛药

消炎镇痛药可抑制无菌性炎症,能够使关节炎患者缓解疼痛、改善关节功能,是骨关节炎最常用的药物。包括局部外用药和全身应用药物。

局部外用药: 在口服药物之前,建议先选择局部外用药。由于局部药物治疗时,药物成分通过皮肤直接吸收,通常不会带来严重的全身不良反应,相对比较安全,是治疗早期骨关节炎疼痛的较好选择。常用的消炎镇痛类外用药有凝胶贴膏、乳胶剂、膏剂、贴剂等。对中、重度关节疼痛,可以局部外用药物联合口服消炎镇痛类药物。

全身应用药物: 根据给药途径可分为口服药物、针剂以及栓剂,最为常用的是口服药物。

五、"吃药打针",骨关节炎的保守治疗

用药原则:

(1)用药前进行危险因素评估,关注潜在的内科疾病风险。

(2)根据患者个体情况,剂量个体化。

(3)尽量使用最低有效剂量,避免过量用药及同类药物重复或叠加使用。

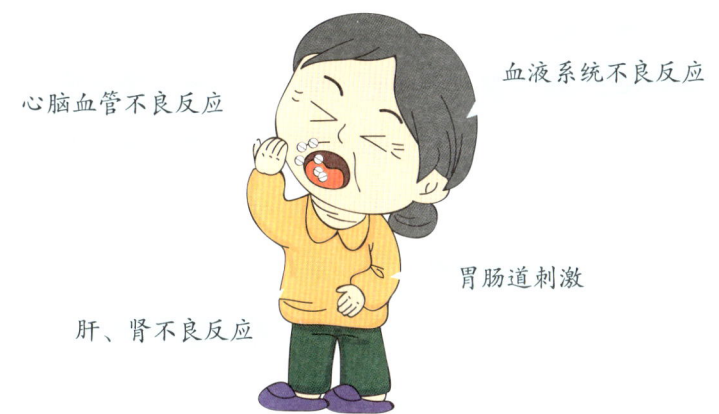

长期口服消炎镇痛类药物的应当心不良反应

注意事项: 口服消炎镇痛类药物的疗效与不良反应对于不同患者并不完全相同,应参阅药物说明书并评估服用消炎镇痛类药物的风险,包括上消化道、脑、肾、心血管疾病风险后选择性用药。

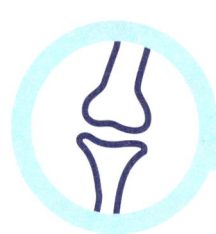

关节好 幸福活到老

对于出现上消化道不良反应危险性较高者，可使用副作用小的药物，应同时加用胃黏膜保护剂。

对于心血管疾病危险性较高（如有高血压、高血脂、家族史等）者，应慎用消炎镇痛类药物（包括非选择性和选择性COX-2抑制剂）。

同时口服两种不同的非甾体消炎镇痛类药物，不但不会增加疗效，反而会增加不良反应的发生率。

阿片类镇痛药的使用

对于使用消炎镇痛药效果不好的患者，可以咨询医生，在医生指导下使用阿片类镇痛剂来缓解疼痛，但需注意的是，阿片类药物的不良反应和成瘾性发生率相对较高，应谨慎采用。

通常，吃过止痛药以后，多数患者的关节疼痛能得到有效缓解，可以适度地进行关节的活动。但是这时候千万不要以为"服止痛药后疼痛缓解，便是药到病除"，就可以一味加大关节的活动量和负荷，开始过度使用关节，如又开始进行运动量较大的爬山、长跑等活动，这反而会加重关节的损伤，加重病情。

五、"吃药打针",骨关节炎的保守治疗

2. 直抵患处的用药:关节腔内注射

由于骨关节炎的病变发生在关节内,所以关节腔内注射药物是目前另一种常用的治疗方法,并且作用更直接。

糖皮质激素: 用于关节内注射,起到快速消炎的作用,缓解疼痛的作用较强,但是没有软骨润滑和保护的作用。糖皮质激素结合利多卡因等局部麻醉药物,可起到止痛的对症作用。这一类药物的使用,就是我们俗称的"打封闭"。但反复多次应用糖皮质激素会对关节软骨产生不良影响,建议每年应用最多不超过2~3次。

玻璃酸钠: 是关节腔内注射的常用药物。玻璃酸钠是正常关节液中的主要成分,通过向关节腔内注射玻璃酸钠,可以起到润滑关节、缓冲关节压力、缓解关节疼痛的作用,同时亦可起到加强软骨营养、防止关节软骨退变的作用。由于关节内注射的玻璃酸钠不进入血液循环,并且最终的代谢产物为水,所以不会造成全身的不良反应,又被称作骨关节炎"优化"的治疗方法。尤其针对有胃肠道、

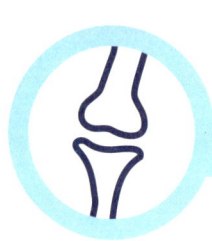

关节好 幸福活到老

心、脑、肾疾病或以上不良反应高危的人群,优选关节腔注射玻璃酸钠。

其他: 随着医学的发展,越来越多的关节腔注射药物涌现,如几丁糖、富血小板血浆、干细胞等,扩充了骨关节炎治疗方式。

需要注意的是,关节腔内注射药物,需要在良好的消毒条件下,由有经验的医生或护士进行操作,这样可以避免关节内感染或由于操作生疏引起的疼痛。

关节腔注射事项
注射前的准备

进行关节穿刺检查、注射药物之前,可以做一些简单的准备,便于医生操作。

提前洗澡: 由于进针部位在注射后要避免沾水,所以最好提前洗澡。

适当保暖: 关节部位应适当保暖,这样可以避免关节周围肌肉紧张,方便医生操作,减轻注射时的疼痛。

心情放松: 情绪过度紧张反而会造成肌肉僵硬,不利于操作进行,加重疼痛,甚至出现"晕针""晕血"等现象。

五、"吃药打针",骨关节炎的保守治疗

注射时的情况

关节注射的疼痛程度和一般打针类似,在向关节腔内注入药物时,会有轻微的酸胀感,属于正常现象,但如果出现难以忍受的疼痛感,或突然的锐痛,请立即告知医生。

注射后注意事项

(1)注射完毕后,在医生指导下轻轻地活动关节30~50次(如下半身关节注射,可取坐位或平躺,不要负重),让药液在关节腔内均匀分布。

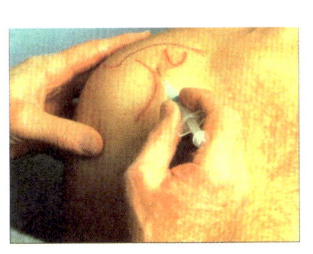
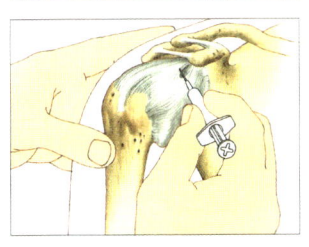

肩关节腔注射图解

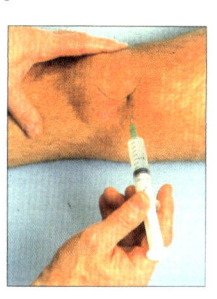
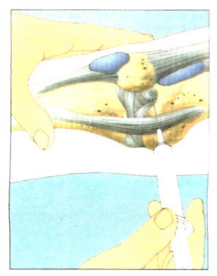

膝关节腔内注射示意图

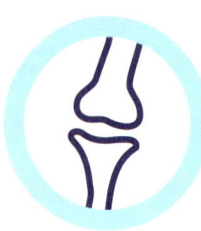

关节好 幸福活到老

（2）注射部位24小时内一定不能沾水，保持注射部位干燥。

（3）避免剧烈活动，比如膝关节注射后，应避免上下楼梯、使用马桶或坐便器以避免深蹲等。

（4）2～3天内应多休息，清淡饮食。

（5）不可擅自进行冷、热敷和按摩。

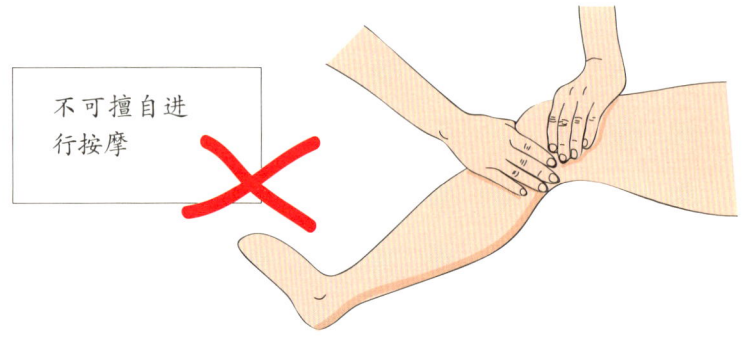

不可擅自进行按摩

（6）个别患者可能有轻度或中度疼痛和肿胀，一般多能耐受。也可对症处理，口服消炎镇痛药物，2～3天后即会消失。如果疼痛持续和剧烈，需要向医生咨询处理。

3. 其他治疗药物

慢作用药物： 如氨基葡萄糖、硫酸软骨素、双醋瑞因等，

五、"吃药打针"，骨关节炎的保守治疗

可以在一定程度上改善病情，但作用缓慢。这类药物的目的是保护软骨，尽管效果有些争议，可选择性服用。

抗焦虑药物：对于长期持续疼痛的骨关节炎患者，尤其是对消炎镇痛类药物不敏感的患者，可应用抗焦虑药物，以达到缓解疼痛、改善关节功能的目的。但应用时必须注意药物不良反应，包括口干、胃肠道反应等。需在专科医生指导下使用。

中成药：包括含有人工虎骨粉、金铁锁等有效成分的口服中成药及外用膏药。目前，有研究表明，中药可通过多种途径减轻疼痛、延缓骨关节炎的疾病进程、改善关节功能，但对于其作用机制和长期疗效尚需进一步研究。

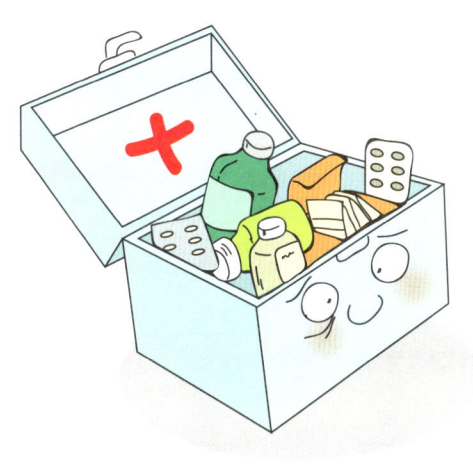

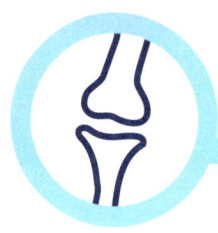

关节好 幸福活到老

误区解读：吃软骨能补软骨吗？

关节面上覆盖的软骨是关节摩擦时的直接接触部分，如果软骨长期受到过分挤压和不正常的摩擦，则会发生退化与破坏，便无法保护关节面。所以说，软骨损伤是骨关节炎病变的核心。软骨中没有血管，是依靠关节滑液进行营养交换和新陈代谢的，而软骨的自身修复能力又很弱，在发生损伤、坏死后，很难自行修复。所以我们一定要保护好软骨，尤其是上了年纪的人，关节一定要"省着用"。

也许有人会问："那平时多吃动物的软骨，多喝骨头汤，是否能让已经损伤的软骨恢复正常？是否对骨关节炎的治疗有好处？"

答案是否定的，这道理和"吃脑补脑""吃肾补肾"一样，并无科学依据。

六、重度关节炎的最后阵线：手术治疗

骨关节炎发展到晚期，如果出现严重的软骨碎裂、脱落，关节面损伤、骨赘增生明显、关节严重变形、关节功能丧失等情况，则需要进行手术治疗。骨关节炎的手术治疗包括关节软骨修复术、关节镜下清理手术、截骨术、关节融合术以及人工关节置换术。适用于非手术治疗无效、影响正常生活的患者。

关节软骨修复术：主要适用于年轻、活动量大、单处小面积负重区软骨缺损者。通过修复关节表面损伤的透明软骨，改善患者症状。对于老年患者、多处损伤、激素引起的坏死等效果较差。

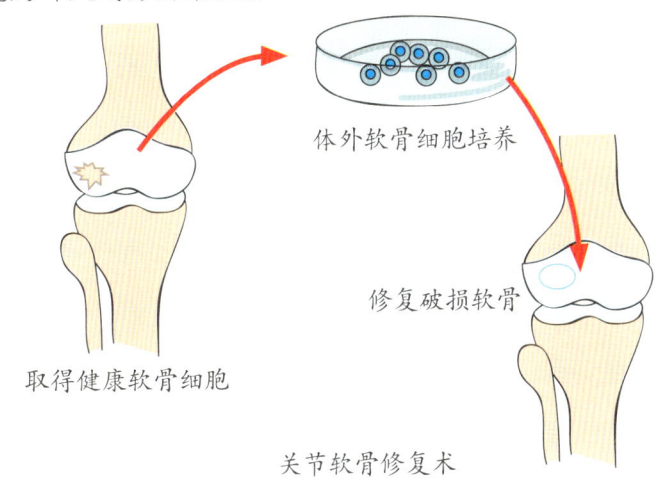

关节软骨修复术

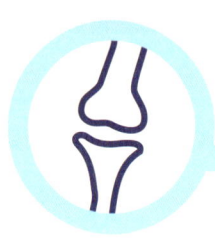 关节好 幸福活到老

关节镜治疗：比较普遍采用的是关节镜手术，使用类似胃镜的内镜，通过膝盖部位的小切口伸入关节腔内进行操作，可以进行关节内的清理、软骨碎片的清除等。关节镜手术的创伤较小，术后恢复较快。

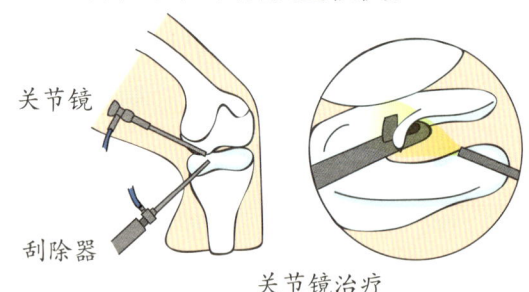

关节镜治疗

截骨术：年纪轻，且伴有关节畸形（如罗圈腿、X形腿等关节力线异常）的患者，可以考虑截骨术。截骨术可以最大程度地保留关节，术后部分患者较为满意。该方法适合青、中年活动量大的患者。

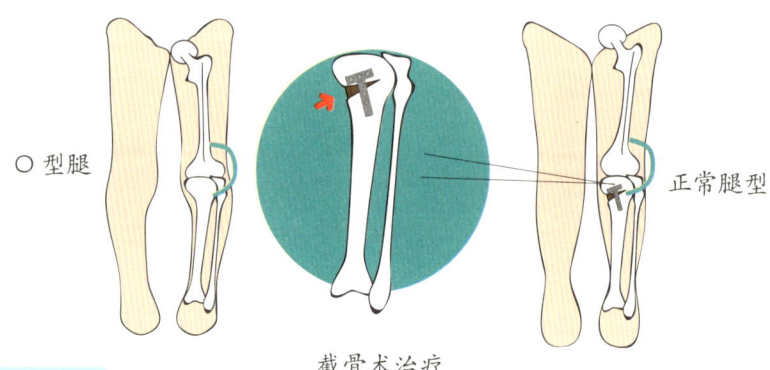

截骨术治疗

六、重度关节炎的最后阵线：手术治疗

关节融合术：由于关节融合术会造成关节功能障碍，不宜首选用于大关节的骨关节炎的治疗。其适用于严重的踝关节、指或趾间关节骨关节炎，且非手术治疗无效者。

人工关节置换术：如果保守治疗无效的终末期骨关节炎患者，还可以进行关节置换术，也就是"换关节"，植入人工关节替代本身损坏了的关节。

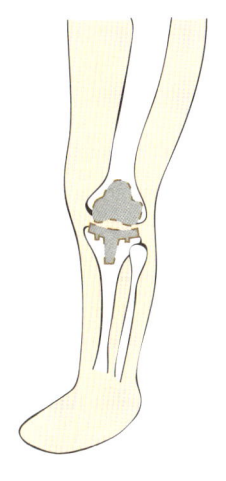

置换人工膝关节使用的是特殊金属或陶瓷的关节，来替代已经磨损的关节头和软骨。

人工关节置换术

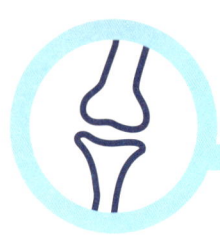

关节好 幸福活到老

七、关节置换术后康复操

人工关节置换术后,在征得医生指导的前提下,即可开始康复训练。

科学、有效、积极的关节术后康复训练,是保证手术效果的重要手段,一定程度上还能直接影响手术的预后。

膝关节术后康复训练

1. 院内康复训练

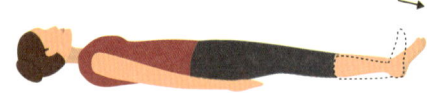

图1

麻醉过后,踝部和脚趾进行主动活动。比如,可做患侧踝关节的背屈运动,使该关节保持90°,并做该关节的环绕运动重复15次,每天完成2～3次。(图1)

术后第一天,在器械协助下进行被动屈膝练习。

一旦克服心理障碍,即开始做主动屈膝练习,方法:坐在床边,抬起小腿再放下算一次。(图2)开始锻炼的第一天做40次屈膝,上下午各20次;之后每天增加5～10次。

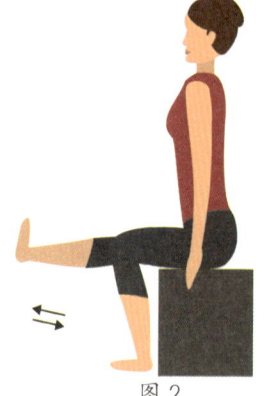

图2

七、关节置换术后康复操

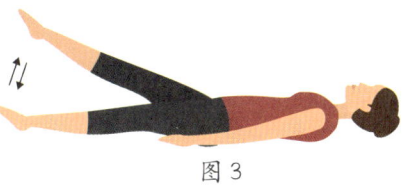

图3

术后第1～3天,在主动屈膝练习理想的情况下,可尝试下地行走。

开始主动屈膝练习后,即开始进行直腿抬高练习,方法:躺在床上,抬起整条腿。(图3)开始锻炼的第一天做40次,上下午各20次;之后每天增加5～10次。

2. 家庭康复训练

屈膝运动:出院后,每天要坚持做100次屈膝运动,上下午各50次。

松动关节:以臀部为定点,患侧脚下放置滑板,并以其为动点,小范围有节律地来回松动关节。(图4)

恢复日常功能:可进行行走训练,在固定住的自行车上进行蹬车动作,并在出院1周内尽量独立完成穿裤、袜等日常生活动作。

辅助行走:术后3周内,可在平行杠内练习站立,或可借助其他器械,如步行车、助行器等进行楼梯、坡度的行走。患肢可以完全负重后,可以一天练习3次,每次行走15～20分钟。

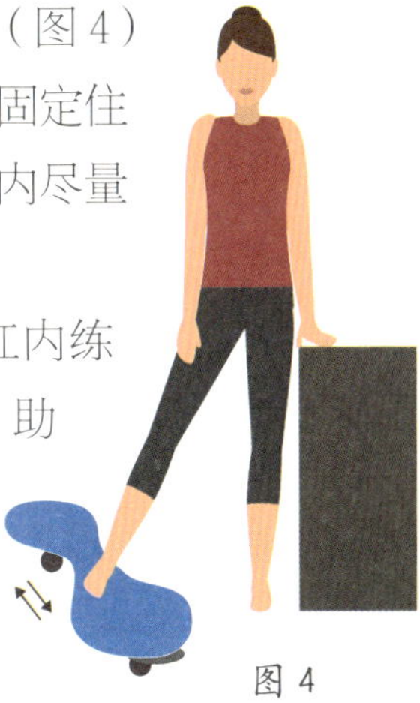

图4

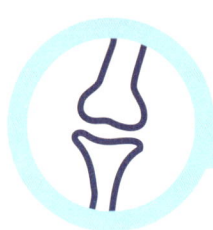

关节好 幸福活到老

髋关节置换术后康复训练

1. 术后前2周

每天做功能锻炼2次,每次做下列动作,每组20次,共2遍。均采取仰卧位。

(1)踝关节主动屈伸运动和环转运动。(图5)

(2)股四头肌收缩运动。收缩大腿的股四头肌,维持约5秒钟。(图6)

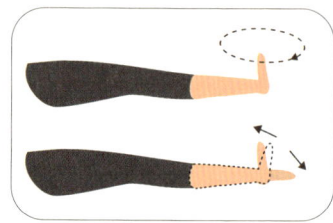

图5

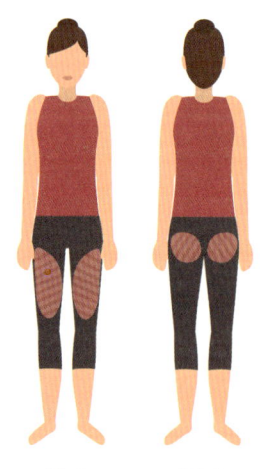

图6　　图7

(3)臀肌收缩运动。紧张臀肌,维持约5秒。(图7)

(4)髋关节和膝关节弯曲运动。将患肢逐步屈曲,注意保持足底置于床上,然后再逐步伸直。(图8)

(5)膝关节伸直运动。坐在椅子上,将患肢置于地面上,然后将足离开地面,逐步伸直膝关节,维持伸直状态约5秒,然后再逐步将足放回地面上。(图9)

七、关节置换术后康复操

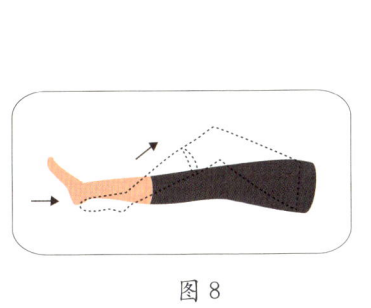

图 8

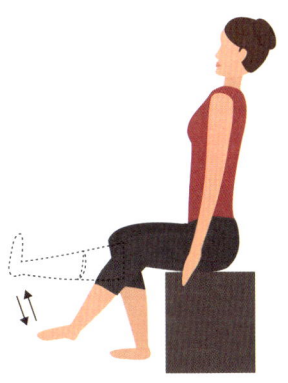

图 9

2. 术后第 3 周起

每天做功能锻炼 2 次，每次做下列动作，每组 20 次，共 2 遍。

（1）髋关节外展和内收运动 仰卧位，患肢向外侧做外展运动，然后再向内侧做内收运动，向健侧靠拢。注意保持膝关节伸直状态。（图 10）

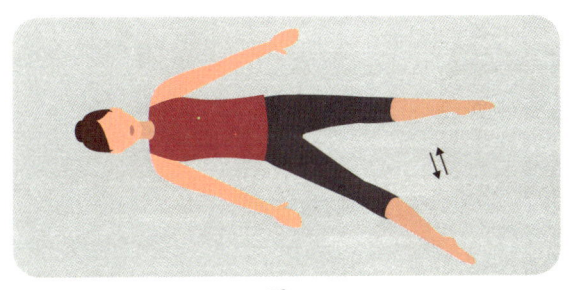

图 10

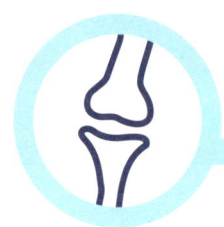

关节好 幸福活到老

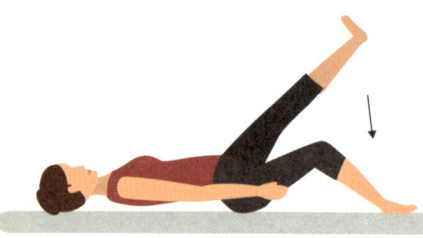

图11

（2）患肢伸直抬高运动。健侧膝关节屈曲，足底置于床上。将患肢抬高，保持膝关节伸直状态，然后逐步放回床上。（图11）

（3）患肢外展抬高运动。侧卧位，健侧肢体向下，膝关节屈曲。保持患肢伸直状态，抬高向上伸展，然后逐步放下。（图12）

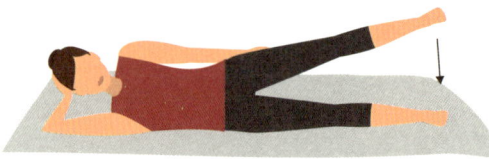

图12

（4）髋关节伸展运动。俯卧位，将枕头置于两腿之间，两足分开。患肢膝关节屈曲，抬高大腿，使大腿离开床面，维持约5秒，然后缓缓放回床上。（图13）

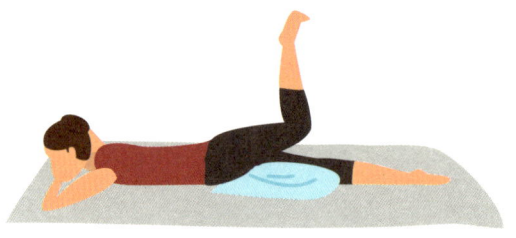

图13

结　语

关节是人体运动系统的关键部分之一，我们的自身重量都要靠关节来承载。然而，人们往往对心、肝、肺、肾等重要器官注入了更多的关注，反而忽视了关节。

只要是关节的软骨退化或者结缔组织发炎，导致关节疼痛从而干扰关节的正常运动就定义为关节炎。关节炎是全世界最常见的慢性疾病之一，全世界约有3.6亿名关节炎患者，其中在中国就占了1.1亿名以上。关于关节炎，人们需要关注两点：（1）一些关节炎的发生与我们的生活习惯是密切相关的；（2）及时合理地诊治关节炎非常重要。

关节一旦发生故障，势必会影响我们的生活质量，请小心地爱护它吧。

参考资料

> 骨关节炎诊疗指南（2018年版）

图书在版编目（CIP）数据

关节好：幸福活到老 / 王坤正主编 . -- 上海：上海科学普及出版社, 2015.12（2019.11 重印）
　ISBN 978-7-5427-4597-2

Ⅰ．①关… Ⅱ．①王… Ⅲ．①关节炎－防治 Ⅳ．① R684.3

中国版本图书馆 CIP 数据核字 (2015) 第 262859 号

责任编辑　张吉容
特约编辑　蔡　婷

关节好 幸福活到老

王坤正　主编
上海科学普及出版社出版发行
（上海中山北路 832 号　邮政编码 200070）
http：//www.pspsh.com

各地新华书店经销　上海铁路印刷有限公司印刷
开本 889×1194　1/32　印张 1.375　字数 60000
2015 年 12 月第 1 版　2019 年 11 月第 3 次印刷

ISBN 978-7-5427-4597-2　　　定价：22.80 元